KONTAKTDATEN:

Name:

Vorname:

Adresse:

Telefon fest:

Telefon mobil:

E-Mail:

GESUNDHEITSDATEN:

Blutgruppe:

Behandelnder Arzt:

Medikamente:

Notfallkontakt:

SONSTIGES:

WOCHE: ……………………..   GEWICHT: ………………………..

TAG	ZEIT	BZ	BE/KE	NORMAL INSULIN	VERZ INSULIN	NOTIZEN
TAG	ZEIT	BZ	BE/KE	NORMAL INSULIN	VERZ INSULIN	NOTIZEN

WOCHE: …………………………..   GEWICHT: ………………………..

TAG	ZEIT	BZ	BE/KE	NORMAL INSULIN	VERZ INSULIN	NOTIZEN

TAG	ZEIT	BZ	BE/KE	NORMAL INSULIN	VERZ INSULIN	NOTIZEN

WOCHE: ………………………..   GEWICHT: ………………………..

TAG	ZEIT	BZ	BE/KE	NORMAL INSULIN	VERZ INSULIN	NOTIZEN
TAG	ZEIT	BZ	BE/KE	NORMAL INSULIN	VERZ INSULIN	NOTIZEN
TAG	ZEIT	BZ	BE/KE	NORMAL INSULIN	VERZ INSULIN	NOTIZEN

WOCHE: ………………………..   GEWICHT: ……………………….

TAG	ZEIT	BZ	BE/KE	NORMAL INSULIN	VERZ INSULIN	NOTIZEN

TAG	ZEIT	BZ	BE/KE	NORMAL INSULIN	VERZ INSULIN	NOTIZEN

WOCHE: …………………………. GEWICHT: ………………………..

TAG	ZEIT	BZ	BE/KE	NORMAL INSULIN	VERZ INSULIN	NOTIZEN

WOCHE: …………………….. GEWICHT: ……………………….

TAG	ZEIT	BZ	BE/KE	NORMAL INSULIN	VERZ INSULIN	NOTIZEN
TAG	ZEIT	BZ	BE/KE	NORMAL INSULIN	VERZ INSULIN	NOTIZEN

WOCHE: ………………………..   GEWICHT: ………………………..

TAG	ZEIT	BZ	BE/KE	NORMAL INSULIN	VERZ INSULIN	NOTIZEN

WOCHE: ....   GEWICHT: ....

TAG	ZEIT	BZ	BE/KE	NORMAL INSULIN	VERZ INSULIN	NOTIZEN

WOCHE: ………………………..   GEWICHT: ………………………..

TAG	ZEIT	BZ	BE/KE	NORMAL INSULIN	VERZ INSULIN	NOTIZEN

WOCHE: …………………….…..   GEWICHT: ………………………..

TAG	ZEIT	BZ	BE/KE	NORMAL INSULIN	VERZ INSULIN	NOTIZEN

WOCHE: …………………………..   GEWICHT: ………………………..

TAG	ZEIT	BZ	BE/KE	NORMAL INSULIN	VERZ INSULIN	NOTIZEN

WOCHE: .... GEWICHT: ....

TAG	ZEIT	BZ	BE/KE	NORMAL INSULIN	VERZ INSULIN	NOTIZEN

TAG	ZEIT	BZ	BE/KE	NORMAL INSULIN	VERZ INSULIN	NOTIZEN

WOCHE: ……………………………. GEWICHT: ………………………..

TAG	ZEIT	BZ	BE/KE	NORMAL INSULIN	VERZ INSULIN	NOTIZEN
TAG	ZEIT	BZ	BE/KE	NORMAL INSULIN	VERZ INSULIN	NOTIZEN

WOCHE: …………………………..   GEWICHT: ………………………..

TAG	ZEIT	BZ	BE/KE	NORMAL INSULIN	VERZ INSULIN	NOTIZEN
TAG	ZEIT	BZ	BE/KE	NORMAL INSULIN	VERZ INSULIN	NOTIZEN

WOCHE: …………………………..   GEWICHT: ………………………..

TAG	ZEIT	BZ	BE/KE	NORMAL INSULIN	VERZ INSULIN	NOTIZEN
TAG	ZEIT	BZ	BE/KE	NORMAL INSULIN	VERZ INSULIN	NOTIZEN

WOCHE: …………………………..   GEWICHT: ………………………..

TAG	ZEIT	BZ	BE/KE	NORMAL INSULIN	VERZ INSULIN	NOTIZEN

WOCHE: …………………….   GEWICHT: ………………….

TAG	ZEIT	BZ	BE/KE	NORMAL INSULIN	VERZ INSULIN	NOTIZEN

WOCHE: ………………………. GEWICHT: ………………………..

TAG	ZEIT	BZ	BE/KE	NORMAL INSULIN	VERZ INSULIN	NOTIZEN
TAG	ZEIT	BZ	BE/KE	NORMAL INSULIN	VERZ INSULIN	NOTIZEN

WOCHE: …………………….   GEWICHT: …………………….

TAG	ZEIT	BZ	BE/KE	NORMAL INSULIN	VERZ INSULIN	NOTIZEN

TAG	ZEIT	BZ	BE/KE	NORMAL INSULIN	VERZ INSULIN	NOTIZEN

WOCHE: ……………………..   GEWICHT: ……………………..

TAG	ZEIT	BZ	BE/KE	NORMAL INSULIN	VERZ INSULIN	NOTIZEN
TAG	ZEIT	BZ	BE/KE	NORMAL INSULIN	VERZ INSULIN	NOTIZEN

WOCHE: …………………………..   GEWICHT: ………………………..

TAG	ZEIT	BZ	BE/KE	NORMAL INSULIN	VERZ INSULIN	NOTIZEN

WOCHE: ………………………..   GEWICHT: ………………….…..

TAG	ZEIT	BZ	BE/KE	NORMAL INSULIN	VERZ INSULIN	NOTIZEN

WOCHE: ………………………….   GEWICHT: ……………………….

TAG	ZEIT	BZ	BE/KE	NORMAL INSULIN	VERZ INSULIN	NOTIZEN

WOCHE: …………………….   GEWICHT: …………………….

TAG	ZEIT	BZ	BE/KE	NORMAL INSULIN	VERZ INSULIN	NOTIZEN
TAG	ZEIT	BZ	BE/KE	NORMAL INSULIN	VERZ INSULIN	NOTIZEN

WOCHE: ………………………..   GEWICHT: ………………………..

TAG	ZEIT	BZ	BE/KE	NORMAL INSULIN	VERZ INSULIN	NOTIZEN

WOCHE: ………………………..   GEWICHT: ………………………..

TAG	ZEIT	BZ	BE/KE	NORMAL INSULIN	VERZ INSULIN	NOTIZEN

| TAG | ZEIT | BZ | BE/KE | NORMAL INSULIN | VERZ INSULIN | NOTIZEN |

WOCHE: ……………………….   GEWICHT: ……………………….

TAG	ZEIT	BZ	BE/KE	NORMAL INSULIN	VERZ INSULIN	NOTIZEN
TAG	ZEIT	BZ	BE/KE	NORMAL INSULIN	VERZ INSULIN	NOTIZEN

WOCHE: ……………………..   GEWICHT: ………………………..

TAG	ZEIT	BZ	BE/KE	NORMAL INSULIN	VERZ INSULIN	NOTIZEN

WOCHE: …………………………..   GEWICHT: ………………………

TAG	ZEIT	BZ	BE/KE	NORMAL INSULIN	VERZ INSULIN	NOTIZEN

WOCHE: .... GEWICHT: ....

TAG	ZEIT	BZ	BE/KE	NORMAL INSULIN	VERZ INSULIN	NOTIZEN
TAG	ZEIT	BZ	BE/KE	NORMAL INSULIN	VERZ INSULIN	NOTIZEN

WOCHE: …………………………..   GEWICHT: ………………………..

TAG	ZEIT	BZ	BE/KE	NORMAL INSULIN	VERZ INSULIN	NOTIZEN
TAG	ZEIT	BZ	BE/KE	NORMAL INSULIN	VERZ INSULIN	NOTIZEN

WOCHE: …………………………..   GEWICHT: ………………………..

TAG	ZEIT	BZ	BE/KE	NORMAL INSULIN	VERZ INSULIN	NOTIZEN
TAG	ZEIT	BZ	BE/KE	NORMAL INSULIN	VERZ INSULIN	NOTIZEN

TAG	ZEIT	BZ	BE/KE	NORMAL INSULIN	VERZ INSULIN	NOTIZEN
TAG	ZEIT	BZ	BE/KE	NORMAL INSULIN	VERZ INSULIN	NOTIZEN

WOCHE: ………………………..   GEWICHT: ………………………..

TAG	ZEIT	BZ	BE/KE	NORMAL INSULIN	VERZ INSULIN	NOTIZEN
TAG	ZEIT	BZ	BE/KE	NORMAL INSULIN	VERZ INSULIN	NOTIZEN

WOCHE: …………………………..   GEWICHT: ………………………..

TAG	ZEIT	BZ	BE/KE	NORMAL INSULIN	VERZ INSULIN	NOTIZEN

WOCHE: ………………………..   GEWICHT: ………………………..

TAG	ZEIT	BZ	BE/KE	NORMAL INSULIN	VERZ INSULIN	NOTIZEN
TAG	ZEIT	BZ	BE/KE	NORMAL INSULIN	VERZ INSULIN	NOTIZEN

WOCHE: ………………………….   GEWICHT: ………………………….

TAG	ZEIT	BZ	BE/KE	NORMAL INSULIN	VERZ INSULIN	NOTIZEN

WOCHE: ………………………….   GEWICHT: ………………………….

TAG	ZEIT	BZ	BE/KE	NORMAL INSULIN	VERZ INSULIN	NOTIZEN

TAG	ZEIT	BZ	BE/KE	NORMAL INSULIN	VERZ INSULIN	NOTIZEN

TAG	ZEIT	BZ	BE/KE	NORMAL INSULIN	VERZ INSULIN	NOTIZEN

WOCHE: ………………………..   GEWICHT: ………………………..

TAG	ZEIT	BZ	BE/KE	NORMAL INSULIN	VERZ INSULIN	NOTIZEN
				NORMAL INSULIN	VERZ INSULIN	
TAG	ZEIT	BZ	BE/KE	NORMAL INSULIN	VERZ INSULIN	NOTIZEN

WOCHE: .... GEWICHT: ....

TAG	ZEIT	BZ	BE/KE	NORMAL INSULIN	VERZ INSULIN	NOTIZEN
TAG	ZEIT	BZ	BE/KE	NORMAL INSULIN	VERZ INSULIN	NOTIZEN

WOCHE: ……………………..   GEWICHT: ……………………..

TAG	ZEIT	BZ	BE/KE	NORMAL INSULIN	VERZ INSULIN	NOTIZEN
TAG	ZEIT	BZ	BE/KE	NORMAL INSULIN	VERZ INSULIN	NOTIZEN

TAG	ZEIT	BZ	BE/KE	NORMAL INSULIN	VERZ INSULIN	NOTIZEN

WOCHE: ………………………. GEWICHT: ……………………….

TAG	ZEIT	BZ	BE/KE	NORMAL INSULIN	VERZ INSULIN	NOTIZEN

TAG	ZEIT	BZ	BE/KE	NORMAL INSULIN	VERZ INSULIN	NOTIZEN

WOCHE: ……………………..   GEWICHT: ……………………..

TAG	ZEIT	BZ	BE/KE	NORMAL INSULIN	VERZ INSULIN	NOTIZEN
TAG	ZEIT	BZ	BE/KE	NORMAL INSULIN	VERZ INSULIN	NOTIZEN

WOCHE: ………………………..   GEWICHT: ………………………..

TAG	ZEIT	BZ	BE/KE	NORMAL INSULIN	VERZ INSULIN	NOTIZEN
TAG	ZEIT	BZ	BE/KE	NORMAL INSULIN	VERZ INSULIN	NOTIZEN

WOCHE: ………………………..   GEWICHT: ………………………

TAG	ZEIT	BZ	BE/KE	NORMAL INSULIN	VERZ INSULIN	NOTIZEN

TAG	ZEIT	BZ	BE/KE	NORMAL INSULIN	VERZ INSULIN	NOTIZEN

TAG	ZEIT	BZ	BE/KE	NORMAL INSULIN	VERZ INSULIN	NOTIZEN
TAG	ZEIT	BZ	BE/KE	NORMAL INSULIN	VERZ INSULIN	NOTIZEN

WOCHE: …………………………..   GEWICHT: ………………………..

TAG	ZEIT	BZ	BE/KE	NORMAL INSULIN	VERZ INSULIN	NOTIZEN

WOCHE: …………………………..   GEWICHT: …………………………..

TAG	ZEIT	BZ	BE/KE	NORMAL INSULIN	VERZ INSULIN	NOTIZEN
TAG	ZEIT	BZ	BE/KE	NORMAL INSULIN	VERZ INSULIN	NOTIZEN